Jyotsna Chopade
Asha Thomas
Mohini Tawade

Feronia limonia

Jyotsna Chopade
Asha Thomas
Mohini Tawade

Feronia limonia

Da medicina popular à terapêutica moderna

ScienciaScripts

Imprint

Cover image: www.ingimage.com

This book is a translation from the original published under ISBN 978-620-7-65300-3.

Publisher:
Sciencia Scripts
is a trademark of
Dodo Books Indian Ocean Ltd. and OmniScriptum S.R.L publishing group

120 High Road, East Finchley, London, N2 9ED, United Kingdom
Str. Armeneasca 28/1, office 1, Chisinau MD-2012, Republic of Moldova, Europe
Printed at: see last page
ISBN: 978-620-7-97154-1

ÍNDICE

RESUMO 3
INTRODUÇÃO 4
Distribuição geográfica 6
Recolha e cultivo 6
Colheita e rendimento 7
Conservação após a colheita 7
Morfologia 8
Microscopia em pó da folha 11
Microscopia em pó do caule 11
Análise de Fluorescência 12
Atividade Farmacológica 13
Perfil fitoquímico 18
Análise fitoquímica de *Feronia limonia* 25
Informação nutricional 26
Composição bioquímica de várias partes de *Feronia limonia* 27
Utilização de constituintes activos *de Feronia limonia* como cosmético 28
Feronia limonia como produto alimentar 30
Utilizações medicinais 31
Remédios caseiros 33
Efeitos secundários de *Feronia limonia* 36
CONCLUSÃO 37
REFERÊNCIAS 38

RESUMO

As plantas constituem um recurso muito importante para o fornecimento de um grande número de medicamentos tradicionais que existem há milhares de anos em várias regiões do mundo. A Ayurveda, sendo um dos sistemas medicinais tradicionais do mundo, fornece pistas para um grande número de compostos terapeuticamente activos. A combinação de conhecimentos tradicionais e modernos pode criar uma melhor fonte de constituintes activos para o tratamento de uma variedade de doenças com menos efeitos secundários. Com a procura cada vez maior de produtos naturais por parte da população atual, *a Feronia limonia*, a maçã-da-madeira, é um fruto comestível e pouco explorado da família Rutaceae, que pode ser utilizado tanto na forma crua como madura. Foram efectuados vários estudos para estimar os fitoquímicos como alcalóides, saponinas, flavonóides e fenólicos totais. Esta revisão trata principalmente das actividades farmacológicas convencionais e recentes de diferentes partes da *Feronia limonia*.

Palavras-chave: *Feronia limonia*, constituintes fitoconstituintes, análise fitoquímica, actividades farmacológicas.

INTRODUÇÃO

Os sistemas médicos tradicionais têm-se baseado em plantas há milhares de anos e continuam a oferecer novos tratamentos à humanidade. Estudos farmacológicos reconheceram o valor das plantas medicinais como fontes potenciais de compostos bioactivos. Os metabolitos primários são de importância primordial e essencialmente necessários para o crescimento das plantas, como as proteínas, os fenóis, os açúcares, o amido e os lípidos, e são úteis em aromas, fragrâncias, edulcorantes e corantes naturais. A Índia apresenta uma utilização muito longa, segura e contínua de muitos medicamentos à base de plantas no âmbito dos sistemas alternativos de saúde oficialmente reconhecidos: Ayurveda, Ioga, Unani, Siddha, Homeopatia e Naturopatia. A alopatia existia lado a lado com estes sistemas. Estes medicamentos à base de plantas são utilizados regularmente pelos indianos como especiarias, remédios caseiros, alimentos saudáveis, como automedicação de venda livre (OTC) ou também como medicamentos prescritos no âmbito dos sistemas não alopáticos[1] .

O aumento da utilização de produtos à base de plantas deve-se à sua aceitabilidade cultural, disponibilidade, preço acessível, eficácia e segurança. A validação científica dos medicamentos à base de plantas existentes deu uma ideia dos medicamentos recentes como a aspirina, a morfina, a digitoxina e o quinino. Uma análise de várias farmacopeias nacionais revela que, no mínimo, 120 produtos químicos distintos/moções de origem vegetal são utilizados como medicamentos que salvam vidas. A medicina natural está a atrair mais atenção do que os sistemas alopáticos devido à crescente sensibilização das pessoas para os produtos naturais[2] . Além disso, este sistema de medicina é amigo do ambiente e não tem efeitos secundários.

As plantas medicinais são ricas em metabolitos secundários, que incluem alcalóides, glicosídeos, aminas, esteróides, flavonóides, etc., que têm sido utilizados na indústria farmacêutica e de medicamentos[3] .

A presença de vários constituintes que sustentam a vida nas plantas fez com que os cientistas investigassem estas plantas para as utilizarem no tratamento de certas doenças infecciosas e na gestão de feridas crónicas4. No que diz respeito à abundância de sistemas de conhecimento tradicional em torno da utilização de espécies vegetais, a Índia está entre as principais nações da Ásia. A Índia é também conhecida por possuir uma rica diversidade de espécies de plantas superiores (cerca de 17000 espécies), das quais 7500 são conhecidas como plantas medicinais[4] .

Quadro n.º 1: Nomes vernáculos de *Feronia limonia*[5,6]

Língua/Região	Nome
Assames	Beal
bengali	Koth Bel, Kavataleal, Kavita
Inglês	Fruta da coalhada, maçã-elefante, maçã-da-índia, fruta do macaco, maçã da madeira
gujarati	Kotha, Kondhu
Hindi	Kaitha, Kath Bael
indonésio	Kawista
Kannada	Belada, Byalada Hannu, Haminamara, Bekula
Malásia	Belingai
Marati	Kavath
Myanmar	Thanaka
Oriya	Kaitha
Punjabi	Kainth, Bilin
sânscrito	Kapittha, Dadhistha, Kapipriya, Dadhi, Puspaphala
Tamil	Vilam Palam, Vilamaram, Vilangai
Telugu	Vellaga Pandu
urdu	Kaith

Distribuição geográfica

A Índia, o Paquistão, o Sri Lanka, o Bangladesh e vários países do Sudeste Asiático, como a Tailândia, a Malásia, Myanmar e o Camboja, são os países nativos da *Feronia limonia*[7] . Está amplamente distribuída por toda a Índia, em especial nos Himalaias ocidentais, Maharashtra, Tamil Nadu, Kerala, Karnataka, Madhya Pradesh, Ilhas Andaman e Nicobar. A árvore cresce melhor nas regiões semi-áridas e áridas de Madhya Pradesh e no sul de Maharashtra. O Maharashtra é o maior produtor de maçãs de madeira da Índia, o que o torna um dos principais contribuintes para este sector[8] .

Recolha e cultivo

O cultivo num clima com estações secas distintas e um clima de monção é benéfico. A árvore pode atingir 450 metros de altura nos Himalaias Orientais. Parece ser tolerante à seca e adaptada a solos ligeiros. Para crescer, a árvore necessita de 800-1200 mm de precipitação e de uma temperatura média anual entre 20 e 29^0 C. Há uma grande variedade de solos adequados para a cultura da macieira. Os solos bem drenados, com um pH de 7-7,5 e os franco-arenosos ou profundos são ideais para um bom crescimento das plantas e um elevado potencial de rendimento. A sua ampla distribuição geográfica, que abrange desde as regiões tropicais e subtropicais até às regiões áridas e semi-áridas, reflecte-se na sua adaptação a diversas condições ecológicas. O estrume de curral é adicionado ao solo para promover o crescimento saudável das plantas e melhorar a qualidade e o tamanho dos frutos. As covas de 90 cm x 90 cm x 90 cm são normalmente escavadas no verão[9] . As covas são preenchidas com terra misturada com matéria orgânica bem decomposta. Quando o solo das covas já estiver assente, a plantação é efectuada durante a estação das chuvas. Após a plantação, as plantas devem ser imediatamente regadas. Para uma produtividade máxima, plantar a 8 metros de distância por 6 metros de distância. Em áreas secas, as plantas crescem lentamente no início. É propagada comercialmente no campo e em viveiros de março a abril, utilizando sementes, enxertos de madeira macia e rebentos de manchas. A enxertia de madeira macia in situ permite obter uma taxa de sucesso superior a 80% na cultura da macieira no clima semi-árido de Gujarat. O tempo de vida da planta varia de 13 a 70 anos e o seu rendimento potencial de frutos varia de 650 a 1085 kg por planta, com cada fruto a pesar entre 130 e 625 gm[10] .

Colheita e rendimento

A maturação dos frutos começa em outubro e prolonga-se até janeiro em várias regiões. Nas regiões áridas e semi-áridas, o período de maturação começa mais cedo, a partir de setembro e termina em dezembro. Um dos principais indicadores da maturação dos frutos é o seu aroma forte e agradável.

O processo de colheita envolve a recolha individual de frutos maduros para minimizar os danos potenciais e reduzir as perdas pós-colheita. Durante o 10º ano de plantação em condições de sequeiro num ecossistema semi-árido, o rendimento por planta varia entre 70,0 e 120,0 kg[11] .

Conservação após a colheita

Os frutos da macieira podem ser transformados em vários produtos de valor acrescentado, tais como pó, chutney, pickles e barras de fruta. Para fazer pickles de maçã, comece por selecionar cinco frutos maduros e retire a polpa. Misturar e esmagar gradualmente a polpa, verificando a sua acidez e os sólidos solúveis totais (SST). Juntar à polpa 250 g de malagueta em pó, 130 g de feno-grego, 30 g de curcuma, 170 g de sal, 280 g de óleo de mostarda e 15 g de asafetida. Armazenar esta mistura durante um mês para permitir a fermentação e o desenvolvimento do sabor, que liga a humidade ao sal e às especiarias.

Para preparar o chutney de maçã, escolha cinco frutos maduros e saudáveis, parta-os e retire a polpa. Triture a polpa num almofariz e, em seguida, adicione sal a gosto, 4 colheres de chá de sementes de cominhos, 4-5 colheres de chá de malagueta vermelha em pó e 2-3 colheres de sopa de geleia (gur). Misture bem todos os ingredientes para obter um chutney consistente[8] .

Para fazer barras de fruta de maçã de madeira, pesar 500 g de polpa de maçã de madeira e ferver durante 10 minutos. Adicionar 500 g de açúcar à polpa em ebulição e continuar a ferver com agitação constante. Em seguida, adicionar 100 g de leite em pó, 50 g de gordura hidrogenada, 1 colher de chá de ácido cítrico e uma pitada de sal. Ferver a mistura e deitá-la num tabuleiro untado, deixando-a arrefecer à temperatura ambiente antes de a cortar em pedaços iguais. Certifique-se de que mantém a proporção correta de pectina, ácido e açúcar, depois embale os pedaços em papel manteiga e guarde-os à temperatura ambiente[12] .

Morfologia

A Feronia limonia, vulgarmente conhecida como macieira, é uma árvore de folha caduca caracterizada pelo seu crescimento lento, porte ereto e ramos delgados com casca rugosa e espinhosa, atingindo cerca de 9 metros de altura. Os espinhos axilares são curtos, rectos e medem 2-5 cm, aparecendo em alguns ramos em ziguezague. As folhas são caducas, dispostas alternadamente, verde-escuras, coriáceas e compostas por 5-7 folíolos, medindo 25-30 milímetros de comprimento e 10-20 milímetros de largura. Os folíolos são muitas vezes minuciosamente dentados, rombos ou entalhados no ápice, pontilhados com glândulas oleosas e emitem um ligeiro aroma a limão quando esmagados[13] . As flores são pequenas, numerosas, vermelho-esverdeadas ou esverdeadas, dispostas em panículas pequenas, soltas, terminais ou laterais, e são bissexuais. A árvore floresce em fevereiro e março. O fruto é uma baga grande, redonda a oval, globosa, com uma largura de 2 a 5 polegadas, com uma casca dura e lenhosa, branca-acinzentada e escorregadia, com cerca de 6 mm de espessura[8] . É habitualmente utilizado um martelo para partir a casca dura do fruto da maçã[10] . A polpa do fruto é castanha, aromática, resinosa e pode ser ácida ou doce, contendo numerosas sementes pequenas e brancas incrustadas no seu interior.

Cada fruto pesa cerca de 150 a 500 gramas, constituindo a polpa 36% do fruto inteiro. A polpa da maçã do bosque não madura tem uma cor dourada pálida, enquanto as maçãs do bosque completamente maduras emitem um aroma açucarado mas almiscarado e são de cor castanha clara a castanha caramelo[14] .

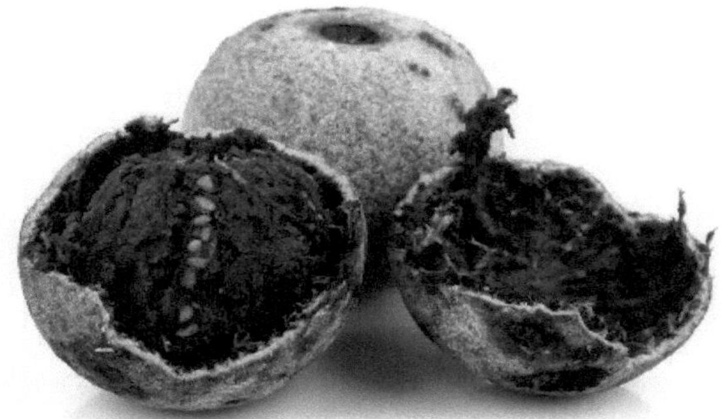

Fig. 1: Fruto de *F. limonia*

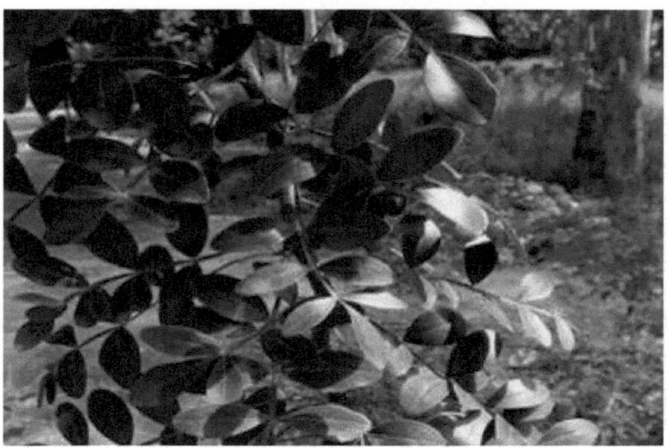

Fig. 2: Folhas de *F. limonia*

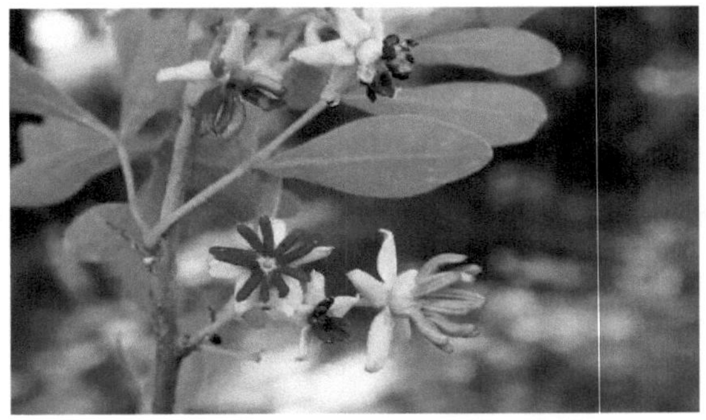

Fig. 3: Flores de *F. limonia*

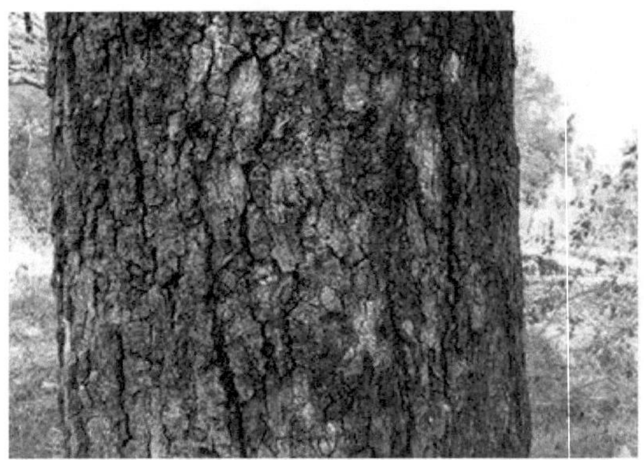

Fig. 4: Caule de *F. limonia*

Quadro n.º 2: Classificação taxonómica de *Feronia limonia*[15]

Reino Unido	Plantas
Sub-reino	Traqueobiontes
Superdivisão	Spermatophyta
Divisão	Magnoliophyta
Classe	Magnoliopsida
Subclasse	Rosídeos

Encomendar	Sapindales
Família	Rutáceas
Género	Limónia
Espécies	*F. limonia*
Nome científico	*Feronia limonia*

Sinónimos: *Feronia eleaphantum* Correa, *Limonia acidissima* Linn, *Schinus limonia* Linn.[16]

Microscopia em pó da folha

O pó bruto das folhas de *Feronia limonia* é verde escuro, com um odor caraterístico e um sabor adstringente. O exame microscópico da folha em pó revelou a presença de células epidérmicas, cristais de oxalato de cálcio em forma de prisma, tricomas multicelulares e estomas actinocíticos[14,17] .

Microscopia em pó do caule

O exame microscópico do caule revelou várias caraterísticas distintivas. O caule apresentava uma medula muito grande e feixes vasculares dispostos em anel, formando um cilindro espesso, oco e contínuo de xilema e floema, com manchas de células de esclerênquima em torno dos feixes vasculares.

A camada exterior do caule incluía uma cutícula em torno de 2-3 camadas de cortiça (feltro), composta por células rectangulares, de paredes espessas, preenchidas com conteúdo castanho-avermelhado. Por baixo deste, o felogénio tinha 2-3 camadas, consistindo em células parenquimatosas poligonais, tangencialmente alongadas e de paredes finas. Seguiu-se a feloderme (córtex secundário), com 7-8 camadas de células parenquimatosas ovais a poligonais, tangencialmente alongadas e de paredes finas[18] .

Na região do xilema, o xilema foi intercalado com raios medulares lignificados bisseriados. Os tecidos do xilema incluíam vasos do xilema, parênquima do xilema, traqueídeos do xilema e fibras do xilema, sendo os vasos maiores do xilema os principais responsáveis pela condução da água[3] .

Análise de fluorescência

O carácter fluorescente dos medicamentos em pó desempenha um papel vital na determinação da qualidade e da pureza do material medicamentoso. Alguns constituintes apresentam fluorescência na gama visível à luz do dia. A luz UV produz fluorescência em muitos produtos naturais que não fluorescem visivelmente à luz do dia. Se as substâncias em si não forem fluorescentes, podem frequentemente ser convertidas em derivados fluorescentes ou produtos de decomposição através da aplicação de diferentes reagentes. A análise da fluorescência do pó das folhas de *Feronia limonia* foi efectuada à luz visível e à luz ultravioleta (UV) em dois comprimentos de onda diferentes: comprimento de onda curto (254 nm) e comprimento de onda longo (365 nm)[4,9] . Quando tratado com NaOH (aq), o pó apareceu castanho claro à luz visível, preto à luz UV de comprimento de onda curto e verde à luz UV de comprimento de onda longo. O tratamento com NaOH (alc) fez com que o pó se tornasse verde à luz visível, preto à luz UV de comprimento de onda curto e verde escuro à luz UV de comprimento de onda longo.

Após tratamento com amoníaco, o pó apresenta uma cor verde escura à luz visível, preta à luz UV de comprimento de onda curto e verde escura à luz UV de comprimento de onda longo. Quando se utilizou ácido pícrico, o pó tornou-se verde à luz visível e preto à luz UV de comprimento de onda curto e longo. A adição de éter de petróleo faz com que o pó apareça verde à luz visível, preto à luz UV de comprimento de onda curto e verde claro à luz UV de comprimento de onda longo.

Com 50% de HCl, o pó apresentava uma cor castanha escura à luz visível, preta à luz UV de comprimento de onda curto e verde escura à luz UV de comprimento de onda longo. O tratamento com 50% de $H_2 SO_4$ tornou o pó castanho à luz visível e preto em ambos os comprimentos de onda UV. O acetato de etilo fez com que o pó se tornasse verde claro à luz visível, preto à luz UV de comprimento de onda curto e laranja à luz UV de comprimento de onda longo.

Da mesma forma, o álcool etílico resultou num pó verde à luz visível, preto à luz UV de comprimento de onda curto e laranja à luz UV de comprimento de onda longo. Finalmente, o tratamento com metanol mostrou o pó verde à luz visível, preto à luz UV de comprimento de onda curto e vermelho à luz UV de comprimento de onda longo[19] .

Atividade Farmacológica

As plantas têm vários constituintes químicos úteis que são utilizados no tratamento da diarreia[20] . Estudos relataram a atividade antidiarreica e a atividade redutora da motilidade gastrointestinal do extrato alcoólico e aquoso da casca de *Feronia limonia.* No teste de motilidade gastrointestinal, ambos os extractos mostraram atividade antidiarreica na concentração de 200 mg/kg em comparação com o grupo de controlo. O extrato etanólico mostrou uma atividade antidiarreica significativa e diminuiu significativamente a propulsão da farinha de carvão vegetal através do trato gastrointestinal[15] .

a atividade antidiabética do extrato metanólico da polpa do fruto de *Feronia limonia* foi determinada utilizando ratos Wistar diabéticos induzidos por aloxano. Os estudos demonstraram que, em comparação com os controlos, os ratos com diabetes induzida por aloxano apresentavam uma tolerância à glucose significativamente melhor quando lhes era administrado o extrato de *Feronia limonia.* O extrato mostrou um efeito dependente da dose, e as doses de 200 e 400 mg/kg mostraram uma redução nos níveis de glicose. Além disso, o extrato de *Feronia limonia* mostrou uma redução significativa da ureia e da creatinina no sangue dos ratos tratados, mas aumentou significativamente o nível de proteínas totais[21] . Foi bem documentado um efeito antidiabético significativo, dependente da dose, do extrato metanólico do fruto[22] e do extrato aquoso da folha[23] de *Feronia limonia* em ratos diabéticos induzidos por estreptozotocina.

A cicatrização de feridas e a atividade antioxidante exibidas pela polpa do fruto de *Feronia limonia* em ratos. Foram utilizados ratos albinos de ambos os sexos para verificar a atividade de cicatrização de feridas através da análise do extrato de metanol da polpa do fruto (MELA) de *Feronia limonia.* No modelo de ferida por excisão, a ferida contraiu-se progressivamente quando tratada com os extractos e necessitou de um período médio de 16,0 $\pm$ 0,8 dias para uma cicatrização óptima. O modelo de ferida por incisão mostrou um aumento da força de rutura da ferida e uma diminuição do período de epitelização quando tratado com MELA[24] . Diferentes extractos de *Feronia limonia* possuem uma atividade significativa de cicatrização de feridas dependente da dose; isto apoia as reivindicações tradicionais da planta como cicatrizante de feridas.

A atividade antioxidante foi avaliada num extrato de metanol bruto da casca do caule de *Feronia limonia* L. e nas suas várias partições orgânicas solúveis[18] . A atividade antioxidante (eliminação de radicais livres) das partições foi realizada utilizando o radical estável 1,1-difenil-2-picrilhidrazil (DPPH). A fração solúvel em clorofórmio (CL) do extrato metanólico bruto apresentou a maior atividade de eliminação de radicais livres com um valor IC_{50} de 18,80 µg/ml. Além disso, a fração solúvel em éter de petróleo (PE) apresentou um potencial antioxidante significativo. O extrato metanólico do fruto também foi analisado quanto às suas propriedades de eliminação de radicais livres através do ensaio do poder antioxidante de redução férrica (FRAP) e do ensaio de eliminação do radical DPPH[12] . In vitro, a atividade antioxidante de diferentes extractos de folhas de *Feronia limonia* foi bem documentada[25,26] .

O extrato do fruto de *Feronia limonia* Linn. mostra um efeito anticancerígeno[22] . A porção orgânica solúvel do extrato metanólico da casca de *Feronia limonia* foi estudada para actividades citotóxicas e antioxidantes. A partição solúvel em éter de petróleo mostrou uma forte atividade citotóxica com um valor LC_{50} de 2,0779 µg /ml[27] .

O extrato metanólico e a marmesina isolados da casca da raiz de *Feronia limonia* foram testados quanto à atividade hepatoprotectora contra a lesão hepática induzida por tetracloreto de carbono (CCl4) em ratos. Observou-se que a co-suplementação in-vitro do extrato metanólico de *F. limonia* ou da marmesina minimizou significativamente a alteração dos níveis de AST e ALT e melhorou a viabilidade celular. A elevação induzida pelo CCl4 nos marcadores plasmáticos de danos hepáticos e na peroxidação lipídica hepática foi significativamente evitada pela administração oral do extrato metanólico de *F. limonia* ou da marmesina e também por uma diminuição dos antioxidantes hepáticos. O potencial hepatoprotector in vivo do extrato metanólico de *F. limonia* e da marmesina foi evidenciado pelas alterações mínimas na histoarquitectura do fígado[11] .

os resíduos da casca do fruto de *Feronia limonia* podem ser utilizados como biossorvente. A matéria-prima em pó e o material tratado (matéria-prima tratada com ácido) de tamanho micrónico específico foram utilizados para a remoção do azul de metileno da solução aquosa. Os resultados mostraram que o material tratado quimicamente removeu o corante mais eficazmente do que a matéria-prima a temperaturas mais elevadas. Um aumento da temperatura afectou a solubilidade e o potencial químico da adsorção, que actuou como um fator de controlo da adsorção. A percentagem de remoção do corante é máxima a 35^0 C para o material tratado e a 25^0 C para a matéria-prima[17] . Os extractos metanólicos das folhas de *Feronia limonia* obtidos através da extração assistida por micro-ondas (MAE) e da extração por Sonicador de Banho (BSE) exibiram atividade diurética. O extrato (obtido através da EEB) produziu um aumento significativo (P<0,001) na produção de urina na mesma dose. A extração urinária de electrólitos também foi afetada pelo extrato (obtido através do MAE), aumentando a excreção urinária de iões sódio, potássio e cloreto. Estes resultados apoiam as utilizações tradicionais das folhas de *Feronia limonia* como agentes diuréticos[22] .

Verificou-se que as folhas de *Feronia limonia* L. têm uma vasta gama de atividade contra estirpes bacterianas Gram-positivas e Gram-negativas que causam a maioria das infecções bacterianas[19,24,28] . O método de difusão em ágar foi utilizado para avaliar a atividade antibacteriana contra bactérias Gram-positivas e Gram-negativas. O extrato de metanol mostrou uma boa atividade antibacteriana com zonas de inibição elevadas, enquanto o extrato de clorofórmio mostrou uma inibição ligeira a moderada e o extrato de hexano foi considerado o menos ativo[29] . Os diferentes extractos (éter de petróleo, clorofórmio, metanol e aquoso) da polpa do fruto de *Feronia limonia* Linn apresentaram atividade antifúngica contra alguns fungos patogénicos[20] . O óleo essencial das folhas da planta apresentou atividade antifúngica contra oito fungos testados[25] .

o extrato etanólico da polpa do fruto de *Feronia limonia* prejudica as actividades reprodutivas em ratos machos, possivelmente através da inibição da espermatogénese. Verificou-se que a administração deste extrato a ratos machos provocou uma perda de peso significativa dos órgãos reprodutores dos ratos e alterações na motilidade, viabilidade e morfologia dos espermatozóides. A partir de todo o estudo, concluiu-se finalmente que a polpa do fruto de *Feronia limonia* pode ter uma atividade anti-espermatogénica reversível, e poderia então apoiar parcialmente a fundamentação científica para a utilização tradicional desta planta na indução da esterilidade em machos[26] .

O estudo que envolveu a atividade anti-larvicida do extrato de acetona das folhas secas, relatou que o extrato é eficaz contra larvas de *Culex quinquefasciatus,*

Anopheles stephensi e *Aedesaegypti* com LC_{50} de 129,24, 79,58 e 57,23 ppm, respetivamente[27] .

O acidente vascular cerebral é uma das principais causas de morte e atualmente não existem opções de tratamento eficazes. No entanto, *a Feronia limonia* demonstrou uma potente atividade antioxidante e potenciais efeitos neuroprotectores contra a lesão cerebral induzida pela isquemia-reperfusão. Estudos demonstraram que o extrato metanólico do fruto *da Feronia limonia* melhora significativamente os parâmetros neurocomportamentais nos grupos tratados. Especificamente, o extrato melhora o desempenho motor, incluindo o estado neurológico, a capacidade de agarrar, a força dos membros anteriores, o equilíbrio e a coordenação.

Análises bioquímicas de cérebros de ratos revelaram que o tratamento com extrato de *Feronia limonia* em doses de 250 mg e 500 mg por quilograma de peso corporal reduz significativamente os níveis totais de nitritos e a peroxidação lipídica. Além disso, verifica-se um aumento notável da atividade dos antioxidantes enzimáticos, como a catalase e a superóxido dismutase (SOD)[30] .

A hiperlipidemia, um dos principais factores de risco da aterosclerose, está intimamente ligada ao stress oxidativo. Estas três condições - hiperlipidemia, stress oxidativo e aterosclerose - contribuem de forma decisiva para as doenças cardiovasculares. A investigação indica que a administração oral do extrato metanólico das folhas de *Feronia limonia* apresenta uma atividade hipolipemiante. Este extrato reduz significativamente os parâmetros lipídicos séricos, tais como o colesterol total, os triglicéridos, as lipoproteínas de baixa densidade (LDL) e as lipoproteínas de muito baixa densidade (VLDL), aumentando simultaneamente as lipoproteínas de alta densidade (HDL) e o teor de gordura fecal. Além disso, a administração de pó de frutos de *Feronia limonia* durante 28 dias em doses de 2,5, 5 e 10 g/kg de peso corporal demonstrou diminuir os perfis lipídicos e os níveis hepáticos de glicose-6-fosfatase, aumentando significativamente os níveis hepáticos de glicogénio, hexoquinase e HDL. Estes efeitos são provavelmente devidos à presença de fibras, fitoesteróis, saponinas, polifenóis, flavonóides e ácido ascórbico na *Feronia limonia*[31] .

Perfil fitoquímico

Os diferentes componentes químicos encontrados em diferentes partes de *Feronia limonia* podem ser responsáveis pelas suas várias utilizações tradicionais. Após uma análise fitoquímica preliminar, as partes da planta *Feronia limonia* revelaram a presença de alcalóides, flavonóides, fenóis, terpenóides, taninos, gorduras, esteróides, saponinas, glicosídeos, goma, mucilagem e óleos fixos[28-32] .

Constituintes dos frutos: Os frutos verdes contêm estigmasterol. A polpa do fruto contém uma grande quantidade de ácido cítrico e outros ácidos do fruto, mucilagem, vitaminas e minerais e uma polpa seca contém uma pequena quantidade de cinzas deliquescentes constituídas por sal de potássio, cálcio e ferro. O pericarpo revelou a presença de alcalóides, cumarinas, ácidos gordos e esteróis. Os fitoconstituintes como a umbeliferona, a dictamnina, o xantotoxol, a escoparona, a xantotoxina, a isopimpinelina, a isoimperatorina e a marmina também estão presentes adicionalmente[32] . As sementes e os frutos contêm óleo e proteínas; o óleo é composto por ácidos palmítico, oleico, linoleico e linolénico, além de vestígios de ácidos palmitoleico e esteárico; β-sitosterol, β-amirina, lupeol e estigmasterol da matéria insaponificável do óleo de sementes. Foi isolado um heteropolissacárido ácido do fruto maduro que mostra atividade antitumoral contra o crescimento de células de carcinoma. Três componentes voláteis do sabor são obtidos a partir da maçã fresca; são eles o hexanoato de metilo, o etil-3-hidroxihexanoato e o ácido butanóico. A fração insolúvel em ácido do extrato etéreo do fruto inteiro seco e não maduro produz estigmasterol. A partir do extrato metanólico de frutos desengordurados de maçã da madeira, obteve-se um novo derivado de tiramina, o dihidroxiacidissiminol. Dois outros derivados da tiramina, nomeadamente o acidissiminoleóxido e a N-benzoiltiramina, são também referidos em[33-36] .

Constituintes das folhas: o estigmasterol, o psoraleno, o bergapten, a orientina, a vitexina, a saponarina, os taninos e o óleo essencial estão presentes no extrato das folhas[33] . As folhas e os caules contêm cumarinas, nomeadamente luvangetina, xantotoxina e marmesina; os triterpenóides lupeol e limonina; e os esteróides sitosterol e sitosterol-O-β-D-glucósido. Ácido anísico isolado do óleo essencial das folhas, bem como metil chavicol, trans-anetol, timol e p-cimeno-7-ol. O estragol, o trans-anetol e o cis-anetol também foram determinados no óleo das folhas. As folhas, após hidrodestilação, produziram um óleo essencial (0,4%). O metil chavicol, linalol, cariofileno, cis-anethole, pmetoxi fenil-2-propanona, elemicina, 3,4-dimetoxi benzaldeído e álcool foram encontrados em abundância no óleo essencial extraído das folhas. O óleo essencial é considerado um substituto do óleo de anis e do óleo de funil[37] .

Constituintes da casca: Dois compostos não identificados feronolida (m.p. 115°C) e feronona (m.p. 195°C) foram isolados da casca[33] . A casca do caule produziu vários compostos conhecidos, incluindo um alcaloide, cinco cumarinas, uma flavonona, lenhina, três esteróis e um triterpeno, para além de 5,3-dihidroxi-4-metoxi-6,6-dimetilcromeno-flavona[38] . Verificou-se que a raiz e a casca da raiz contêm aminoácidos, compostos fenólicos, esteróis e taninos, para além do alcaloide. Entre os aminoácidos, foram encontrados fenilalanina, tirosina e cisteína. Os açúcares presentes foram a maltose e o inosital. Além disso, foram encontradas substâncias fenólicas, como estigmasteróis e p-cresol. A casca da raiz contém aurapteno, bergapten, isoimpinelline, 6-metoxi-7-geranyloxycoumarin e marmesin. As raízes continham geranil umbeliferona, bergapten, osthol, isopimpinelline, xanthotoxin, marmesin e marmin. Uma nova lactona furanocumarina monterpenóide (fernolina) é isolada das raízes da macieira e a sua estrutura é estabelecida com base em reacções químicas e estudos espectrais.

As raízes produziram um flavonoide caracterizado como 5-hidroxi-2-(4-hidroxifenil)-7-metoxi-6-(3-metilbut-2-enil) croman-4-ona e é caracterizado por estudos de UV, IR, RMN e espetro de massa[7,13,26] . As raízes contêm feronia lactone, geranylumbelliferone, bergapten, osthol, isopimpinellin, marmesin e marmin[35] .

As estruturas de alguns fitoquímicos são apresentadas a seguir:

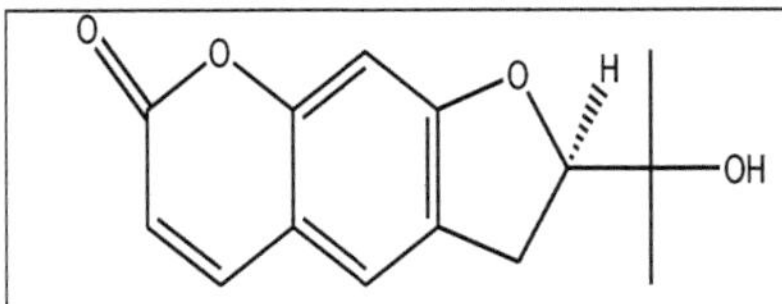	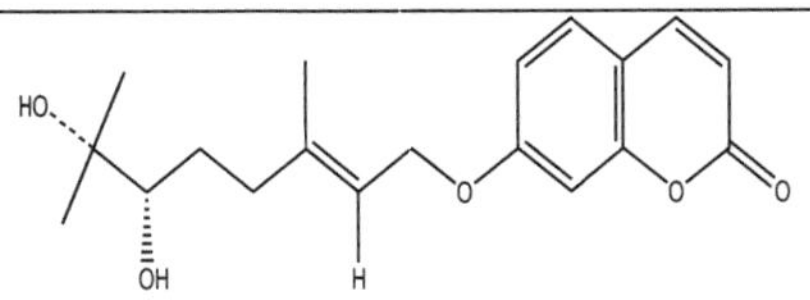
Marmesim	**Marmim**
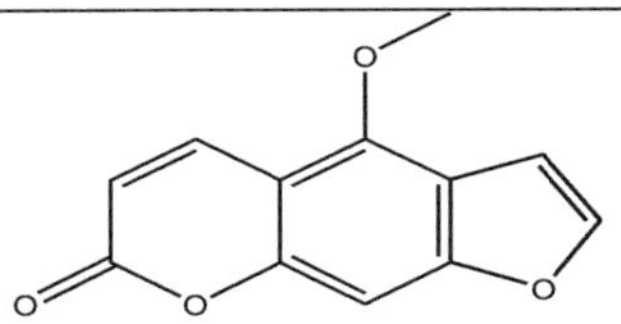	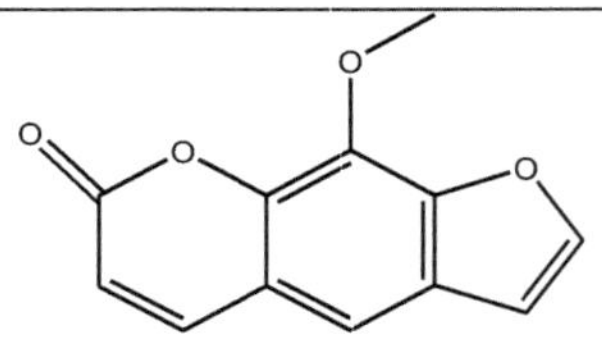
Bergapten	**Isopimpinelina**
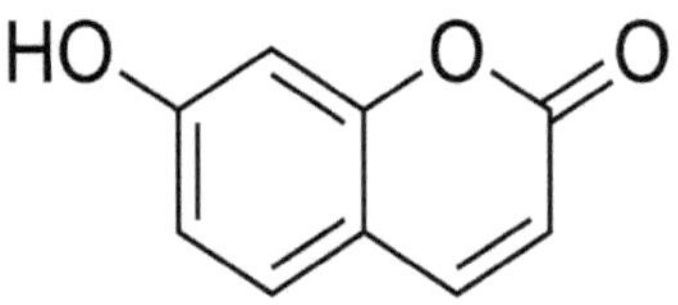	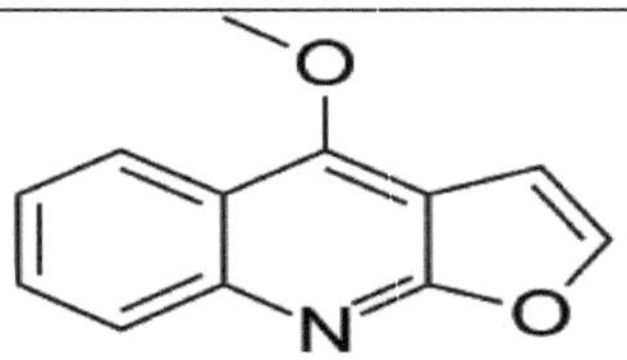
Umbeliferona	**Dictamnine**
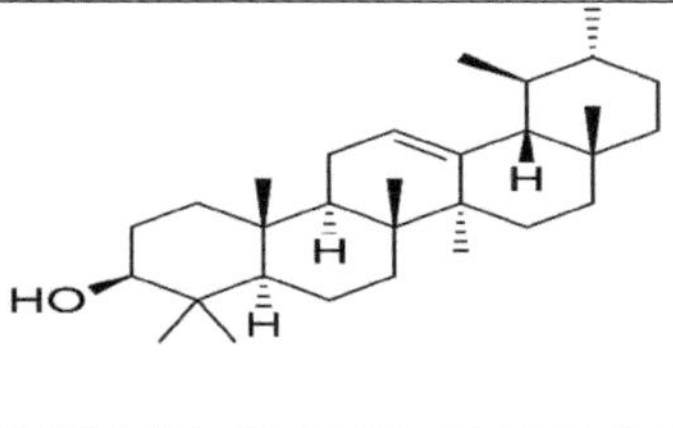	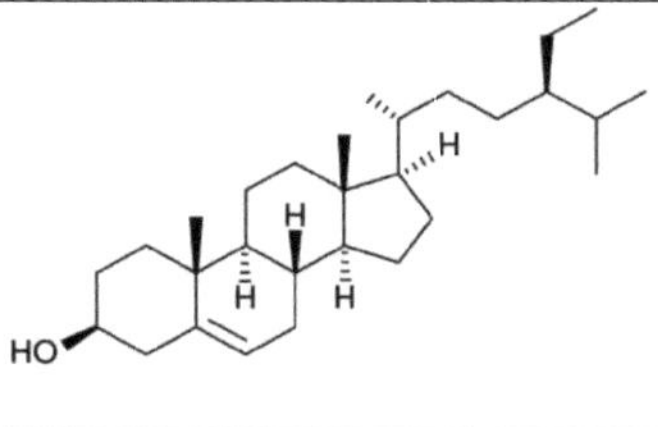

Amyrin	**B-Sitosterol**
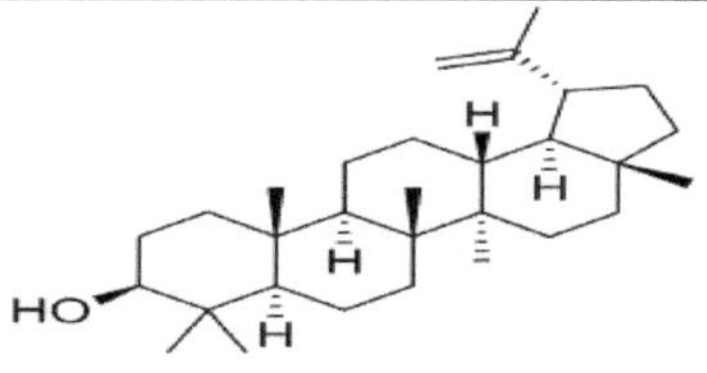	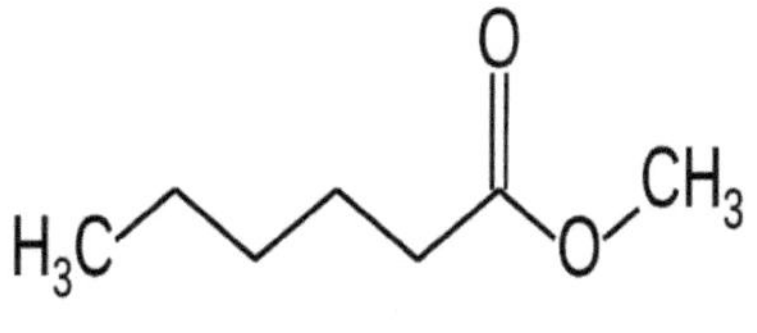
Lupeol	**Hexanoato de metilo**
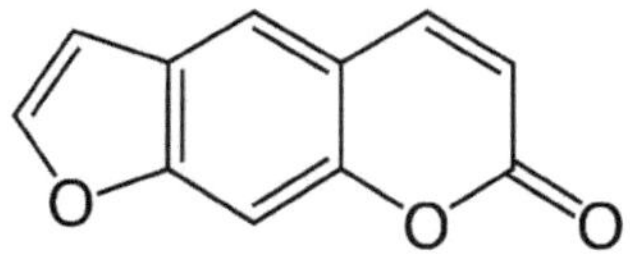	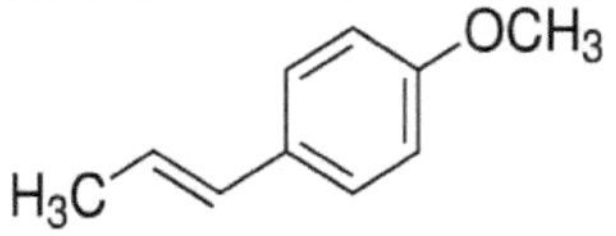
Psoraleno	**Trans-Anethole**
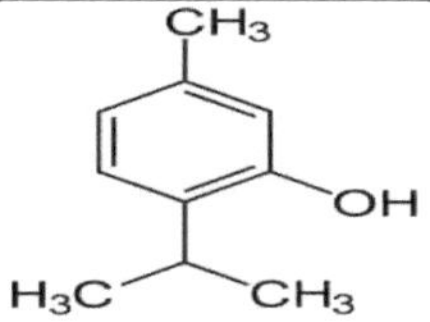	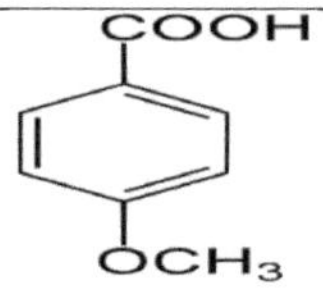
Timol	**Ácido anísico**
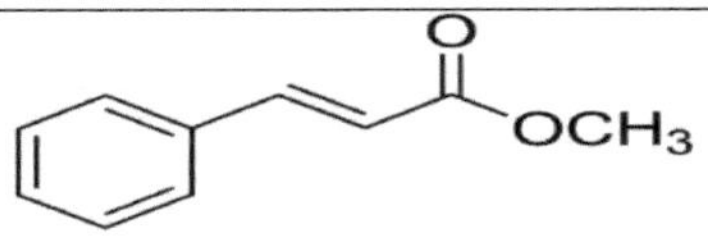	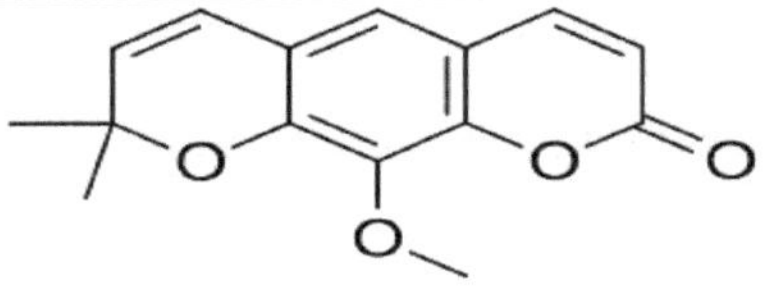
Metil chavicol	**Luvangetina**
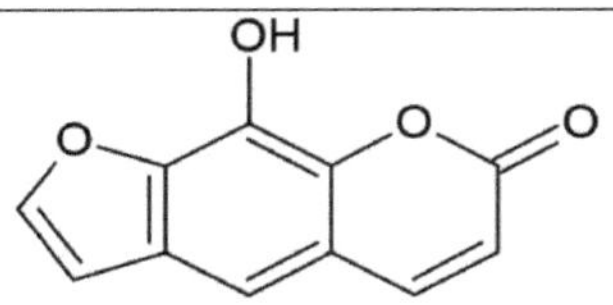	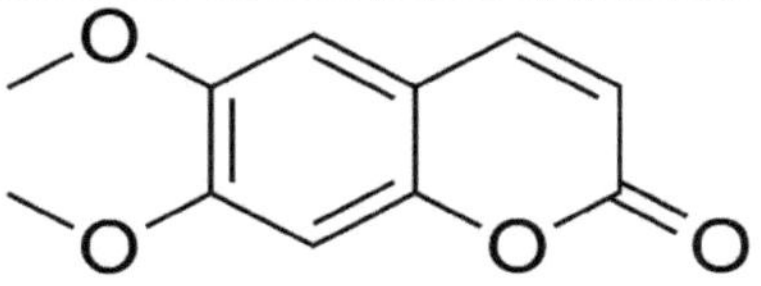
Xantotoxol	**Scoparone**

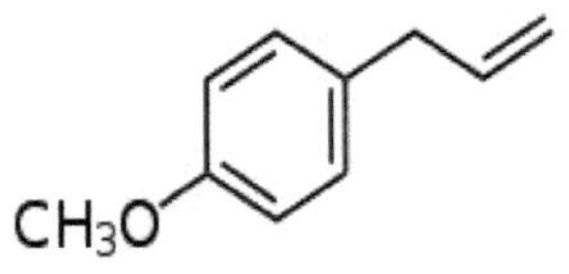	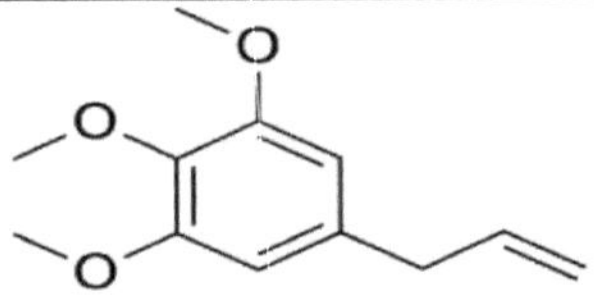
Estragole	**Elemicina**
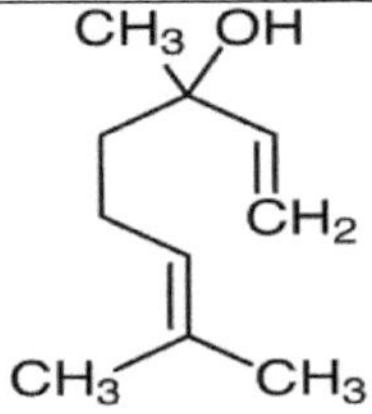	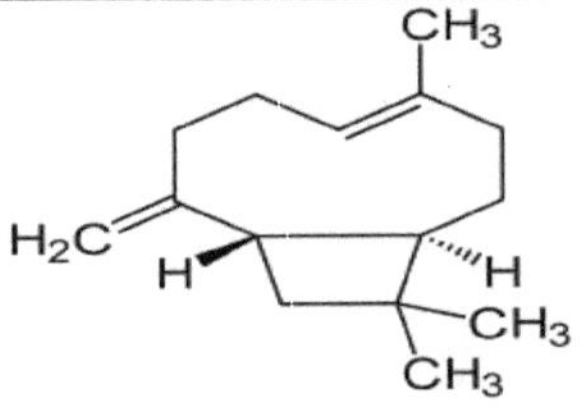
Linalol	**Cariofileno**
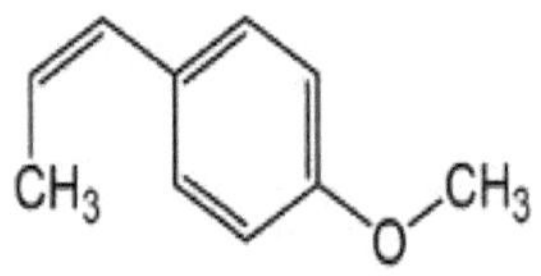	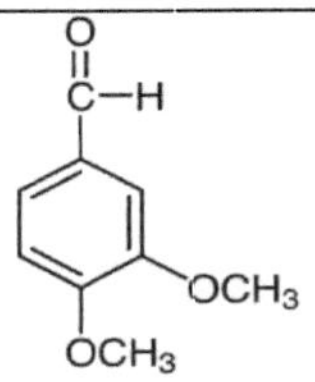
Anetol	**3,4-Dimetoxi-benzaldeído**
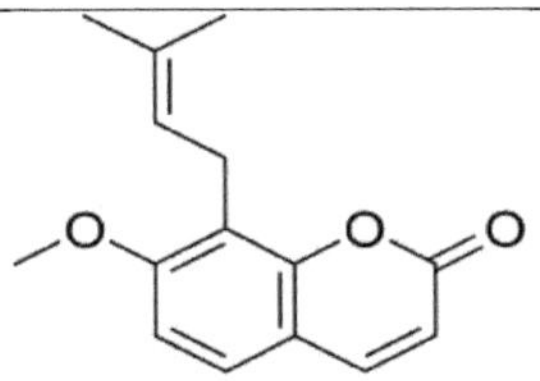	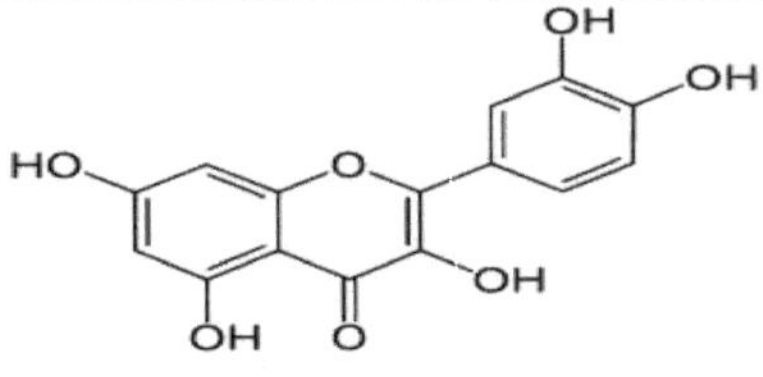
Osthol	**Quercetina**
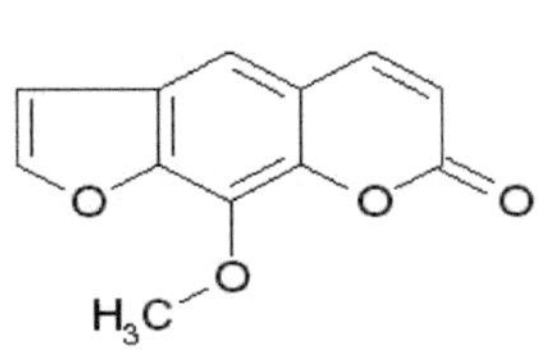	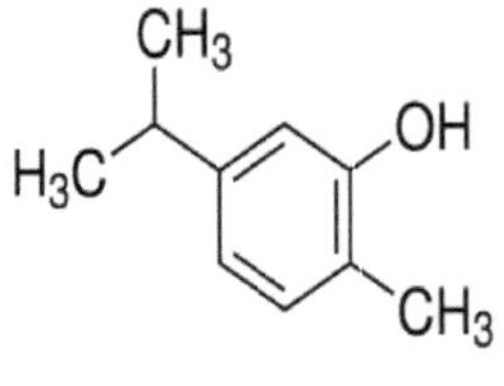

Xantotoxina	**P-Cimeno-7-Ol**
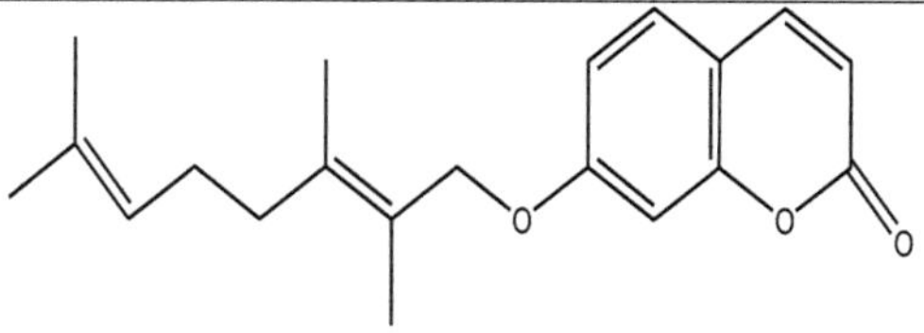	
Aurapten	
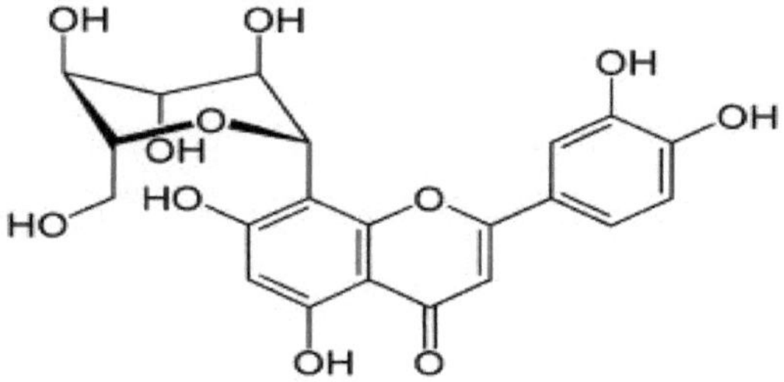	
Orientina	
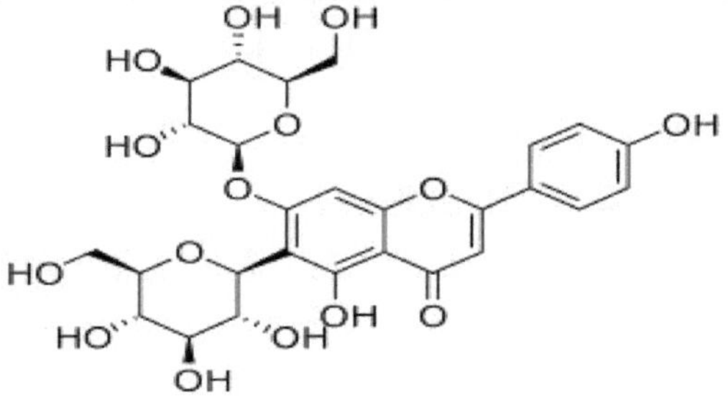	
Saponarina	

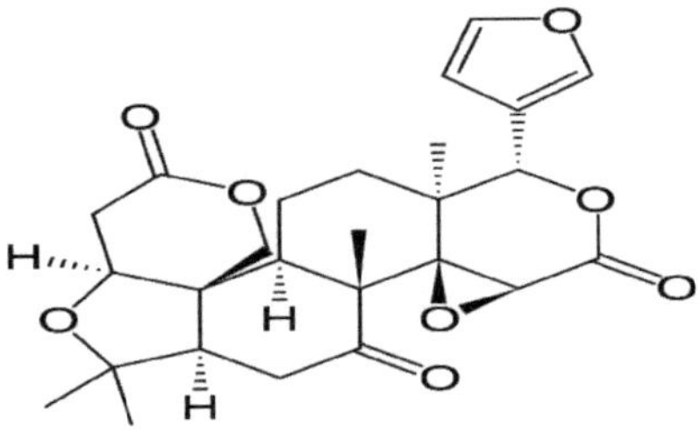

Limonina

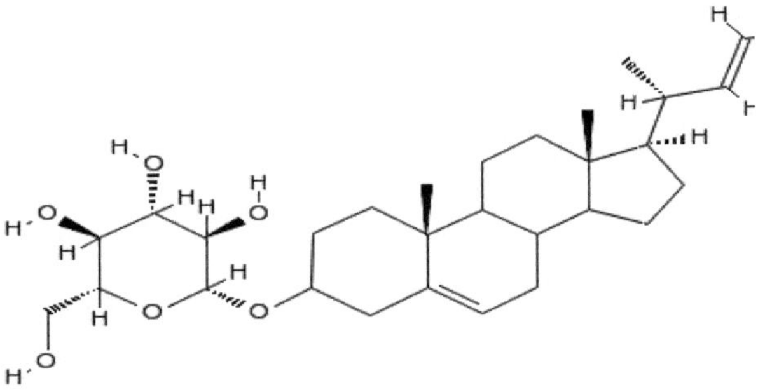

Estigmasterol

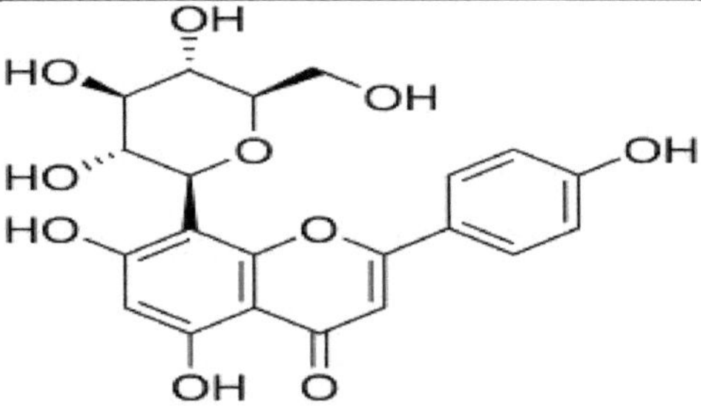

Vitexina

Análise fitoquímica de *Feronia limonia*

Um estudo envolvendo análise espectroscópica relatou a eficácia antibacteriana de compostos bioactivos do extrato de frutos de *Feronia limonia* contra agentes patogénicos clínicos. O teor total de alcalóides e saponinas do extrato metanólico bruto foi de 38,47 gm/100 gm e 0,13 gm/100 gm de matéria seca, respetivamente. O conteúdo total de fenóis e flavonóides do extrato metanólico foi de 33,38 μg/mg e 33,80 μg/mg de extrato, respetivamente. A presença de grupos funcionais de fenóis, alcanos, aminoácidos, ésteres α, β-insaturados, alcenos, compostos nitro, aromáticos, aminas alifáticas, ácido carboxílico, alcenos e halogenetos de alquilo foi também confirmada pela análise FT-IR. A análise GC-MS revelou a presença de ácido linoleico, ácido octadecanóico, ácido hexadecanóico, maltol, vinilguaiacol, furanona e ácido ascórbico. O ensaio de atividade antibacteriana mostrou uma inibição dependente da dose contra agentes patogénicos clínicos[39] . Foi realizada a quantificação simultânea do ácido gálico, ácido vanílico, ácido protocatecuico e quarcetina da fração metanólica do fruto de *F. limonia* pelo método HPTLC. A fase móvel de tolueno: acetato de etilo: ácido fórmico numa proporção de 5:4:1 v/v, foi utilizada para análise e a leitura densitométrica foi efectuada a 310 nm e 254 nm em modo de absorção-reflexão[40] . A análise fitoquímica das partes da planta *Feronia limonia*, tais como casca, folha, casca, polpa e semente, foi efectuada e indicou a presença de alcalóides, flavonóides, esteróides, saponina, glicosídeos, fenol, goma, mucilagem, gordura, etc. Os extractos metanólicos das partes da planta *Feronia limonia* foram testados contra Escherichia coli e Staphylococcus aureus utilizando o método de difusão em disco. Os extractos de diferentes partes mostraram diferentes graus de atividade antimicrobiana[20] .

A padronização das folhas através de métodos cromatográficos foi efectuada, o que forneceu informações qualitativas sobre os constituintes bioactivos presentes nos extractos. A identificação sistemática e a autenticação das folhas foram realizadas através da análise dos caracteres morfológicos, anatómicos e físico-químicos, juntamente com o rastreio fitoquímico e a análise de fluorescência do medicamento bruto em pó. Este estudo fornece informações de referência para a identificação e caraterização da folha e dos seus extractos[41] . O estudo relatou a presença de um flavonoide, nomeadamente luteolina, isolado da polpa do fruto de *Feronia limonia*. A polpa do fruto foi desengordurada com éter de petróleo e posteriormente extraída com metanol por extração Soxhlet. A confirmação preliminar dos flavonóides foi efectuada com o teste de Shinoda e os testes de cloreto férrico; os flavonóides foram separados por cromatografia em camada fina. A cromatografia em coluna de gel de sílica foi utilizada para a purificação do flavonoide isolado e posteriormente submetida a caraterização espetral utilizando estudos FT-IR, 1H-NMR e LC-MS. O composto puro foi identificado como luteolina com a fórmula molecular 2-(3,4-dihidroxifenil)-5,7-dihidroxi-4H-cromen-4-ona, fórmula química C H O_{15107} . Foi efectuado o isolamento de vitexina e sacarose a partir de extractos de acetona de flores secas ao ar de *Feronia limonia*[42] .

Informação nutricional

O fruto contém hidratos de carbono e proteínas. O betacaroteno, a vitamina B, a vitamina C, a tiamina e a riboflavina também são abundantes. Os frutos da maçã silvestre contêm normalmente níveis mais elevados de tanino do que as variedades cultivadas comercialmente, pelo que também é considerada "comida de pobre".

Quadro n.º 3: Valor nutricional do fruto de *Feronia limonia* (por 100 g)[9,18]

Nutrientes	Valores	Nutrientes	Valores
Humidade (%)	74.00	Fósforo (mg)	110
Proteína (%)	7.30	Ferro (mg)	0.48

Gordura (%)	3.7	Tiamina (mg)	0.02
Matéria mineral (%)	1.9	Riboflavina (mg)	0.05
Fibras (gm)	5.0	Niacina (mg)	0.07
Hidratos de carbono (gm)	18.10	Vitamina C (mg)	3.0
Cálcio (mg)	130	Magnésio (mg)	41.0
Cobre (mg)	0.21	Crómio (mg)	0.06
Manganês (mg)	0.18	Zinco (mg)	10

Composição bioquímica de várias partes de *Feronia limonia*

A composição bioquímica de várias partes de *Feronia limonia* revela variações significativas nos teores de proteínas, hidratos de carbono e aminoácidos. A casca de *Feronia limonia* contém 10,53 ± 0,09 mg/g de proteínas, 3,23 ± 0,09 mg/g de hidratos de carbono e 9,10 ± 0,29 mg/g de aminoácidos. As folhas apresentam concentrações mais elevadas, com 14,80 ± 0,16 mg/g de proteínas, 6,40 ± 0,08 mg/g de hidratos de carbono e 10,86 ± 0,09 mg/g de aminoácidos. Da mesma forma, a casca apresenta quantidades substanciais, incluindo 13,26 ± 0,24 mg/g de proteínas, 5,33 ± 0,04 mg/g de hidratos de carbono e 11,17 ± 0,08 mg/g de aminoácidos. A polpa de *Feronia limonia* tem o maior teor de proteínas entre as partes testadas, com 19,33 ± 0,12 mg/g, juntamente com 9,38 ± 0,21 mg/g de hidratos de carbono e 10,44 ± 0,08 mg/g de aminoácidos. As sementes também são ricas em nutrientes, contendo 16,50 ± 0,83 mg/g de proteínas, o teor mais elevado de hidratos de carbono, 12,72 ± 0,47 mg/g, e 5,85 ± 0,24 mg/g de aminoácidos[10] .

Utilização de constituintes activos *de Feronia limonia* como cosmético

O extrato das folhas da macieira possui propriedades antibacterianas e tem potencial para ser integrado em fórmulas cosméticas. A casca, especificamente, revela-se benéfica para a esfoliação em produtos de cuidados da pele. Além disso, serve como conservante em misturas de ervas. A casca do fruto descartado de *Feronia limonia* tem utilidade como material adsorvente.

Os flavonóides são substâncias polifenólicas que se encontram naturalmente nas plantas, actuando como metabolitos secundários com potentes propriedades antioxidantes. Partilhando a estrutura do anel cromano com os tocoferóis, os flavonóides exercem os seus efeitos antioxidantes principalmente através da indução direta de radicais livres de oxigénio e azoto e da inibição de enzimas que produzem radicais de oxigénio. Durante a inflamação e a reperfusão dos tecidos, contribuem igualmente através da quelação do ferro e da redução da aderência dos leucócitos às paredes dos vasos sanguíneos. Na cosmética, os flavonóides são cruciais no combate ao envelhecimento da pele. Compostos como o kaempferol retardam o processo de envelhecimento inibindo as enzimas de degradação da matriz extracelular, como a colagenase, a elastase e a hialuronidase, que são responsáveis pela degradação da matriz extracelular. Os flavonóides oferecem uma atividade antioxidante superior, protegendo os produtos cosméticos da rancidez. A polpa de *Feronia limonia* contém ácido ascórbico, contribuindo para os seus efeitos antioxidantes. Para além disso, os flavonóides possuem propriedades antibacterianas, antimicrobianas e antifúngicas, com a quercetina a inibir notavelmente o crescimento de Staphylococcus aureus. Assim, os flavonóides desempenham um papel multifacetado na saúde e nos cosméticos, tirando partido das suas propriedades antioxidantes, anti-envelhecimento e antimicrobianas para melhorar os cuidados com a pele e o bem-estar geral[41] .

Os taninos são uma categoria diversificada de substâncias químicas polifenólicas de elevado peso molecular que incluem proteínas, polissacáridos, alcalóides, ácidos nucleicos e minerais, entre outros componentes. Com base nas suas semelhanças estruturais, os taninos são classificados em quatro grupos: galotaninos, elagitaninos, taninos complexos e taninos condensados. Em 1905, Maximilian Nierenstein investigou os taninos naturais em muitas espécies de plantas. Nos cosméticos, os taninos oferecem vários benefícios. Podem precipitar as proteínas, ajudando na cicatrização de queimaduras e protegendo as superfícies inflamadas da pele. Além disso, os taninos possuem propriedades antimicrobianas, antioxidantes e adstringentes, que ajudam a retardar o processo de envelhecimento da pele e proporcionam proteção contra a queda de cabelo.

As saponinas são substâncias bioactivas produzidas predominantemente por plantas, existindo como triterpenos policíclicos ou glicosídeos esteróides. Devido às suas caraterísticas liobipolares, as saponinas interagem com as membranas celulares e reduzem a tensão superficial das soluções aquosas, uma propriedade que se reflecte no seu nome, derivado do latim "sapo", que significa sabão, pela espuma estável que produzem na água. Nos cosméticos, as saponinas são reconhecidas como surfactantes naturais, criando espuma estável em produtos como pasta de dentes, detergentes líquidos e champôs. Além disso, servem como emulsionantes e agentes espumantes de longa duração. Os seus extractos, valorizados pelas suas propriedades antioxidantes, anti-envelhecimento e regenerativas, são componentes activos chave em vários produtos de cuidados da pele[42] .

Os alcalóides derivam o seu nome do termo "alcalino", que historicamente se referia a qualquer base contendo azoto. Estas bases orgânicas formam frequentemente sais com ácidos, resultando em soluções alcalinas quando os sais são solúveis. Os alcalóides são substâncias químicas naturais que contêm predominantemente átomos de azoto básicos, e este grupo também inclui vários compostos relacionados com propriedades neutras ou ligeiramente ácidas. Nos cosméticos, os alcalóides desempenham vários papéis importantes: são responsáveis pelas propriedades antibacterianas e antifúngicas; os alcalóides de piridina, em particular, exibem capacidades antibacterianas significativas e actividades antioxidantes devido à sua capacidade de atuar como eliminadores de radicais livres, doar hidrogénio ou electrões, ou exibir atividade quelante de metais[43] . Além disso, os alcalóides podem ter um efeito de aquecimento, o que pode ser benéfico em tratamentos como o dos pés. Também ajudam a prevenir as rugas e contribuem para o endurecimento da pele[44] .

Feronia limonia como produto alimentar

A partir de *Feronia limonia* podem ser preparados produtos alimentares como compota, barra de fruta, burfi e abóbora. A compota é um produto concentrado de fruta com uma consistência espessa e um sabor rico derivado da utilização de frutos totalmente maduros. A sua preparação oferece a vantagem de ser um processo de operação única, garantindo a eficiência[5] . As barras de fruta, que se assemelham à textura em borracha das passas secas, oferecem uma opção de snack nutritiva, abundante em fibras alimentares e açúcares naturais, o que as torna uma escolha saudável para os consumidores. Na criação de compotas, geleias e barras de fruta de qualidade, o teor de pectina da fruta desempenha um papel crucial, garantindo a consistência e a textura desejadas nos produtos finais. O burfi de Feronia limonia, um doce tradicional, é fabricado com khoa de leite de vaca, o que lhe confere uma textura cremosa e um perfil de sabor rico. Para a produção da abóbora de *Feronia limonia*, é utilizada uma mistura de goma xantana, açúcar, ácido cítrico e malagueta vermelha em pó, resultando numa opção de bebida saborosa e refrescante[24] .

Patel e Pandey realizaram um estudo sobre a fortificação de produtos de panificação utilizando o pó do fruto de *Feronia limonia* Linn para melhorar a farinha de trigo, criando biscoitos de ervas enriquecidos com fenólicos com elevada atividade antioxidante. Provas anedóticas sugerem que o consumo de *Feronia limonia* pode aliviar várias doenças. O fruto é versátil, utilizado em alimentos transformados como compotas, geleias, doces, chutneys salgados e sumos, e a sua casca serve de alimento não tóxico para animais. No subcontinente indiano, a polpa é consumida diretamente ou utilizada em bebidas como o sharbat e os batidos, muitas vezes misturada com leite de coco ou açúcar de palma[45] . *A Feronia limonia*, também popular como comida de rua em Bengala Ocidental, substitui o tamarindo e o bael em receitas como chutneys devido ao seu sabor cítrico. Os frutos verdes e as folhas são utilizados em saladas, enquanto que o sumo dos frutos maduros dá origem ao "leite de maçã da madeira", o que demonstra ainda mais os benefícios culinários e para a saúde deste fruto[19] .

Usos medicinais

Os vários componentes da *Feronia limonia* são utilizados no tratamento de uma série de doenças. Os frutos apresentam propriedades refrigerantes, estomacais, estimulantes, adstringentes, afrodisíacas, diuréticas e cardiotónicas. Servem também como tónico para o fígado e os pulmões, tratando de problemas como a tosse, soluços, asma, problemas oftalmológicos e leucorreia. Notavelmente rico em vitamina C, o fruto actua como um agente anti-escorbútico. Tradicionalmente, a polpa do fruto tem sido utilizada para tratar problemas relacionados com a esterilidade e o cancro da mama e do útero. Os frutos não maduros apresentam adstringência, enquanto as sementes são utilizadas no tratamento de doenças cardíacas. Os frutos servem como substituto do beal (*Aegle marmelos*) no tratamento da diarreia e da disenteria[20] . A casca possui propriedades aromáticas e refrescantes, e tanto a casca como as folhas são utilizadas para condições caracterizadas por Vata e Pitta viciados. As folhas, conhecidas pelas suas qualidades adstringentes e carminativas, são benéficas para problemas como vómitos, indigestão, soluços e disenteria. Além disso, as folhas apresentam uma atividade hepatoprotectora[7] . A goma derivada da *Feronia limonia* é demulcente e obstipante, oferecendo utilidade em casos de diarreia, disenteria, gastropatia, hemorróidas e diabetes[45] .

Utilizações medicinais de diferentes partes de *Feronia* limonia

A Feronia limonia possui uma série de propriedades medicinais nas suas várias partes. A casca desta planta é utilizada pela sua eficácia no tratamento de feridas venenosas, oferecendo propriedades demulcentes e abordando questões como a obstipação, a diarreia e as hemorróidas através dos seus atributos antidiarreicos e anti-hemorroidais. As folhas apresentam qualidades adstringentes e são utilizadas para aliviar a flatulência, a diarreia (particularmente em crianças), a disenteria e as hemorróidas. Além disso, são utilizadas para tratar a indigestão, o cancro da mama, o cancro do útero, a infertilidade e a deficiência de progesterona, bem como para ajudar na gripe e nas doenças respiratórias[16] . Além disso, as folhas são valorizadas pela sua atividade hepatoprotectora e propriedades carminativas. O fruto da *Feronia limonia* serve como tónico hepático e adstringente, funcionando também como tónico cardíaco e aliviando dores de garganta e doenças das gengivas. O seu potencial terapêutico estende-se a doenças como as úlceras pépticas, os tumores e a hepatite, contribuindo para a depuração do sangue e actuando como estimulante estomacal. Além disso, o fruto apresenta propriedades diuréticas e afrodisíacas, além de servir como antiasmático, antidiarreico e remédio para a leucorreia[23] . Por conseguinte, esta planta oferece uma vasta gama de benefícios medicinais, o que a torna um recurso valioso nos sistemas de medicina tradicional.

Outras utilizações

Para além das suas propriedades medicinais, *a Feronia limonia* oferece uma gama versátil de aplicações culinárias e cosméticas. Quando maduro, o fruto pode ser consumido diretamente ou utilizado na confeção de vários pratos. A polpa presta-se a diversas utilizações culinárias, desde a mistura com bebidas e sobremesas até à confeção de compotas de frutos[23] . A polpa pegajosa, com ou sem açúcar, pode ser apreciada tal como está ou misturada com leite de coco e açúcar de palma para criar um gelado único. A Indonésia incorpora a maçã da madeira no pequeno-almoço, consumindo-a com mel, enquanto na Tailândia as folhas são utilizadas em saladas[24] . Na Índia, a polpa é transformada em chutney e a polpa seca, quando esmagada em pó, realça o sabor das saladas. Para além do seu apelo culinário, *a Feronia limonia* encontra um lugar na cosmética, onde a casca dura pode ser esmagada em grânulos para esfoliação, ajudando na remoção de células mortas da pele e contribuindo para uma pele suave e macia[18] . A madeira da *Feronia limonia* tem múltiplas utilizações, servindo de combustível e encontrando aplicação na construção e no fabrico de ferramentas agrícolas, devido à sua durabilidade e à sua natureza em forma de lasca[28] . Acredita-se que a casca da árvore, quando aplicada regularmente sob a forma de pasta, promove uma pele lisa, macia e com boa textura. O sabor cítrico do fruto torna-o uma alternativa adequada ao tamarindo e ao beal em certas receitas indianas. O sumo dos frutos maduros é utilizado para fazer uma bebida refrescante conhecida como "leite de maçã da madeira". A goma extraída do fruto serve de adulterante para a goma-arábica e desempenha um papel no fabrico de tintas, corantes, vernizes e cores artísticas[36] .

Remédios caseiros

- A goma de macieira em pó, quando combinada com mel, é administrada para aliviar a disenteria e a diarreia nas crianças.
- O sumo extraído das folhas jovens é misturado com leite e açúcar para servir de remédio para a biliosidade e problemas intestinais das crianças[46] .
- O óleo obtido a partir das folhas esmagadas é aplicado topicamente para tratar a comichão, enquanto a decocção das folhas é dada às crianças para ajudar a digestão[47] .

- Os espinhos da maçã-da-madeira são esmagados e uma infusão é consumida como remédio para a menorragia.
- A mistura de sumo de maçã (50mg/L) com água morna e açúcar é recomendada para purificar o sangue e eliminar as toxinas do corpo[48] .
- Uma pasta feita a partir da polpa de *Feronia limonia* serve como creme facial para eliminar pequenas manchas e lesões cutâneas[49] .
- Para as crianças com problemas de estômago, o sumo das folhas de *Feronia limonia* é dado devido às suas propriedades carminativas[50] .
- A decocção das folhas é utilizada no tratamento da obstipação e dos vómitos.
- Uma mistura de polpa com mel e pipli é fornecida para tratar soluços e dificuldades respiratórias[51] .
- A polpa pode ser utilizada para ajudar no tratamento da cirrose hepática em crianças subnutridas quando combinada com mel, cardamomo e cominhos.
- O sumo dos frutos da maçã verde é aplicado para tratar o acne e as sardas.
- A polpa de maçã madura, consumida com açúcar, é recomendada para reduzir as infecções nas gengivas e na garganta e aliviar o mau hálito.
- O pó das folhas de macieira é tomado com água, para tratar a acidez e as úlceras[52,53] .
- Um remédio vermífugo consiste em misturar 50 gramas de polpa de frutos maduros com leitelho e tomá-lo uma vez por dia durante três dias[54] .

Quadro n.º 4: Propriedades Ayurvédicas Kapitha (*Feronia limonia)*[55,56]

Rasa (Gosto na língua)	Kashaya (Adstringente), Madhura (Doce), Amla (Ácida) Polpa não madura: Amla (azeda), Kashaya (adstringente)
Guna (Ação farmacológica)	Laghu (Luz) Polpa não madura: Guru (Pesada)
Virya	Sita (Arrefecimento) Polpa não madura: Ushna (quente)
Vipaka (Estado transformado após a digestão)	Madhura (Doce) Polpa não madura: Amla (azeda)

Quadro n.º 5: Formulação ayurvédica que contém Kapitha (*Feronia limonia*) [57-62]

Nome do produto	**Utilizado em**
Vajrakapat Rasa	Diarreia e síndrome de má absorção
Nyagrodhadi Churna	Obstrução urinária, disúria, perturbação urinária, diabetes
Dabur Xarope Dashmularishta	Anemia, Cuidados pós-parto da mãe, Constipação, Tosse, Perturbação digestiva

Kapithastak Churna	Perturbações do aparelho digestivo
Dasamoolajeerakarishta	Cuidados pós-natais para a mãe, alivia a náusea, melhora o apetite e apoia a digestão adequada

Efeitos secundários de *Feronia limonia*

O consumo excessivo de maçã madura pode provocar problemas digestivos, pois é pesado para a digestão e pode levar a uma diminuição da capacidade digestiva[63] . Além disso, o consumo excessivo pode provocar hiperacidez. É também importante notar que o fruto não maduro não é ideal para pessoas com problemas de garganta ou de voz, uma vez que pode exacerbar estas condições[64-66] .

CONCLUSÃO

É bastante evidente a partir desta revisão que *a Feronia limonia* é uma planta medicinal importante. Contém vários fitoconstituintes, que são os factores chave no valor medicinal desta planta. Uma variedade de doenças pode ser curada utilizando quase todas as partes desta planta, como a folha, o fruto, a semente, a casca e a raiz. A presente revisão resume alguns estudos farmacológicos importantes sobre a *Feronia limonia* e investigações fitoquímicas e princípios isolados da mesma. Com base na pesquisa bibliográfica exaustiva, *a Feronia limonia* ilustrou o facto de ser um remédio popular entre os vários grupos étnicos, Vaidya, Hakims e praticantes de ayurveda para a cura de uma variedade de doenças. É necessário realizar investigação e desenvolvimento sistémicos para criar produtos que sejam mais úteis do ponto de vista económico e terapêutico.

REFERÊNCIAS

1. Bowers MD, Puttick GM: Fate of ingested iridoid glycosides in lepidopteran herbivores, Journal of chemical Ecology, 1986; 12: 169-178.

2. Malviya R, Kumar A, Singh A, Kulkarni GT: Rastreio farmacológico, valores ayurvédicos e utilidade comercial de Aegle Marmelos, Jornal Internacional de Desenvolvimento e Investigação de Medicamentos, 2012; 4.

3 . Atal CK, Kapur B: Cultivation and utilization of medicinal plants, Regional research laboratory (CSIR), Jammu-Tawi, Índia, 1982; 514-519.

4. Nayak S: Influência do extrato de etanol de Vincarosea na cicatrização de feridas em ratos diabéticos, Online Journal of Biological Sciences, 2006; 6: 51-55.

5. Senthilkumar KL, Kumawat KB, Rajkumar M: Antidiarrhoeal activity of bark extracts of Limonia acidissima Linn, Res. J. Pharm. Biol. Chem. Sci., 2010; 1(4): 550-553.

6. Soni M, Pathak S, Jain SK: Revisão das actividades de vários extractos de plantas de Limonia acidissima linn, International Journal of Pharmaceutical Research & Development, 2012; 4 (5): 59-63.

7 . Srivastava R, Mishra N, Agarwal S, Mishra N. Propriedades farmacológicas e fitoquímicas da kaitha (Feronia limonia L.): uma revisão. Plant Arch. 2019;19:608-15.

8. India biodiversity portal, Limonia acidissima L. viewed 20 February 2024. https://indiabiodiversity.org/species/show/31505

9. Bhavsar S, Sapra P, Maitreya B, Mankad A. Uma revisão sobre o potencial da planta medicinal: Limonia acidissima L. Associação Internacional de Biológicos e Digesto Computacional. 2022 Oct 5;1(2):159-65.

10. Vijayvargia P, Vijayvergia R. Uma revisão sobre Limonia acidissima l.: Planta medicinal multipotencial. Int. J. Pharm. Sci. Rev. Res. 2014 Sep;28(1):191-5.

11 . Mani S. Uma visão geral sobre a maçã de madeira (fruto milagroso) e as suas propriedades.

12. Jain M, Trivedi A, Mishra SH. Determinação TLC de marmesina, um marcador biologicamente ativo de Feronia Limonia L. American Journal of Plant Sciences. 2010 Sep 1;1(1):12.

13. Wakchoure SM, Raut PG, Jadhav SN, Kinikar D, Dhangar H. PLANTAS TRADICIONAIS MULTIPOTENCIAIS Maçã de madeira (LIMONIA ACIDISSIMA): A.

14. Dhakar A, Chorotiya P, Meena M, Singh C, Purvia RP, Adlakha MK. Propriedades farmacológicas e fitoquímicas de Limonia acidissima: uma revisão. World J Pharm Res. 2019 Jul 13;8(10):637-45.

15. Thombare N, Kumari U, Sakare P, Chowdhury AR, Lohot VD, Prasad N. Indigenous technical knowledge on the medicinal uses of natural resins and gums in India. Jornal Indiano do Conhecimento Tradicional (IJTK). 2023 Jul 6;22(2):340-9.

16. Tamboli D, Saindane B, Sonwane P, Suryawanshi HP, Pawar SP. Triagem fitofarmacológica de Feronia limonia Linn. Saudi J Med Pharm Sci. 2017;3:133-7.

17. Bhatt DK, Abhilasha J. Um estudo da incorporação dos valores terapêuticos da maçã da madeira (Feronia limonia Swingle) na barra de fruta. Jornal Internacional de Ciências Farmacêuticas e Investigação (IJPSR). 2015;6(10):4398-405.

18. Jatav R, Gour R, Patel AK. FERONIA LIMONIA NOVEL PLANT: A REVIEW ON HISTORY, GEOGRAPHY, MORPHOLOGY, PHYTOCHEMISTRY, PHARMACOLOGY AND TRADITIONAL USES.

19. Shah MS, Kamble SM, Shinde AR, Jagtap DR. NOVA UTILIZAÇÃO E REVISÃO FITOFARMACOLÓGICA DA PLANTA TRADICIONAL MULTIPOTENCIAL LIMONIA ACIDISSIMA.

20. Medicinal Plants, Direção de Publicação e Informação, Nova Deli, 67, 99, 108.

21 . Ilango K, Chitra V. Actividades Hepatoprotectoras e Antioxidantes da polpa do fruto de Limoniaacidissima Linn. Int J Health Res 2009; 2: 361-367.

22. Nandkarni KM. Indian Materia Medica, Vol. I, Popular Prakashan, Bombaim, 535-537.

23 . Bhandari MM. Flora of the Indian desert, Scientific Publishers, Jodhpur, 1978, pp 92.

24. Bakshi DNG, Sensarma P, Pai DC. A Lexicon of Medicinal Plants in India, NayaProkash, Calcutá 2001; 186-187.

25. Vaidayaratnam Varier PS, Arya Vaidyasala, Kottakkal. Indian medicinal plants, Vol 3, Orient Longman Ltd., Madras 1995; 327-332.

26. Smith, Albert C, Flora Vitiensis nova. a new flora of Fiji, National Tropical Botanical Garden, Lawai, Kauai, Hawaii. 1985; 3: 526,527,758.

27. Chopra RN, Nayar SL, Chopra IC. Glossário de plantas medicinais indianas, PID, Nova Deli, 2016; 117.

28. Panda N, Patro VJ, Jena BK, Panda PK. Avaliação da atividade fitoquímica e antimicrobiana do extrato etanólico das folhas de Limoniaacidissima L.. Int J Herb Med, 2013; 1: 22-27.

29. Jayashree V H, Londonkar R. Estudos fitoquímicos comparativos e potencial antimicrobiano de extractos de frutos de Feronialimonia Linn. Int J Pharm PharmSci 2014; 6.

30. Band P, Chavhan A, Dongare G, Kale A, Aher AN, Gawali S. A REVIEW ON PHYTOCHEMICAL AND PHARMACOLOGICAL ACTION OF LIMONIA ACIDSSIMA L.: A MULTIPOTENT MEDICINAL PLANT USED AS NEUTRACEUTICAL, FOOD AND HERBAL COSMETICS.

31. Thomas A, Ponnammal NR: Estudos preliminares sobre a atividade fitoquímica e antibacteriana das partes da planta Limoniaacidissima L.. Ancient Sci Life 2005; 25.

32. Chakroborty DP: Exame químico do fantoma de Feroniaele Corr. J Sci. Industr. Res1959; 18 B: 90-91

33. Patra A, Misra SK, Chaudhury SK: Constituintes de Limoniaacidissima aplicação de espetroscopia NMR bidimensional na elucidação da estrutura. J. Indian. Chem. So,65, 1988, 205-208.

34. RahmanMohd. Mukhlesur, Gray Alexander I: Antimicrobial constituents from the stem bark of Feronialimonia. Phytochem 2002; 59: 73-77.

35. Patel BD, Shrivastava R, Uppadhyay RK: Estudos fitoquímicos e farmacológicos da raiz e da casca da raiz de Feronialimonia(L.) Swingle. Indian J Forestr 1982; 5: 14-17.

36. Pokale S, Kushwaha R: Uma revisão sobre a atividade antidiarreica das ervas. Int J Res Pharm Biomed Sci 2011; 2: 1357-1362.

37. Shermin S, Aktar F, Ahsan M, Hasan CM: Atividade antioxidante e citotóxica de Limoniaacidissima L. Dhaka Univ. J. Pharm. Sci 2012; 11: 75-77

38. Nanasombat S, Khanha K:Phan-im J, Jitaied J, Wannasomboon S, Patradisakorn S, Wongsil A: Actividades antimicrobianas e antioxidantes de

extractos de frutos locais tailandeses: aplicação de um extrato de fruto selecionado, Phyllanthusemblicalinn. como conservante natural em carne de porco moída crua durante o armazenamento refrigerado. The Online J Sci Tech 2012; 2.

39. Attarde DL, Chaudhari BJ, Bhambar RS: Investigação fitoquímica e atividade antioxidante in vitro de extractos de folhas de Limoniaacidissimalinn. (Rutaceae). J pharm res 2011; 4: 766.

40. 36. Merinal S, Viji Stella Boi G: Atividade antioxidante in vitro e conteúdo fenólico total de extractos de folhas de Limoniacrenulata (Roxb.) J. Nat. Prod. Plant Resour 2012; 2: 209-214.

41. Torane RC, Mundhe KS, Bhave AA, Kamble GS, Kashalkar RV, Deshpande NR: Remoção de azul de metileno de solução aquosa usando biossorvente. Der PharmaChemica 2010; 2: 171-177.

42. Parial S, JainDC, Joshi SB: Atividade diurética dos extractos de Limoniaacidissima em ratos. Rasayan J Chem 2009; 2: 53-56.

43. Momin MAM, Khan MR, Rayhan J, Afrose A, Rana S, Begum AA: Avaliação das Actividades Antibacterianas e Antidiarreicas do Extrato de FeronialimoniaLeaf. Ameri J Plant Sci 2013;4: 2181-2185.

44. Naidu GK, Sujatha B, Naidu K: Análise da atividade antibacteriana in vitro das folhas de Limoniaacidissima. Notulaescientiabiologicae 2014; 6: 155-157.

45. Gupta C, Singh V P: Efeito antifúngico in-vitro do óleo essencial de algumas plantas medicinais. Sci. Cult 1982; 48: 441-443.

46 . Verma S., Gupta A, Venkat Raman M, Rawat A.: Análise cromatográfica em camada fina de alto desempenho para a quantificação simultânea de ácido gálico, ácido vanílico, ácido fotocatecuico e quarcetina na fração

metanólica de frutos de LimoniaAccidesma l. Journal of planar chromatography 2016; 29(5): 356-360.

47. IlangoK,Chitra V:Atividade antidiabética e antioxidante de Limoniaacidissimalinn. em ratos induzidos por aloxano. Der Pharmacia Lettre 2009; 1: 117-125.

48. MohanaPriya E, Gothandam KM, Karthikeyan S: Atividade antidiabética de Feronialimonia e Artocarpusheterophyllus em ratos diabéticos induzidos por estreptozotocina. American J. food. Tech 2012; 7: 43-49.

49. Joshi RK, Patil PA, Muzawar MHK, Kumar D, Kholkute SD. Hypoglycemic activity of aqueous leaf extract of Feroniaelephantumin normal and streptozotocin-induced diabetic rats. Pharmacologyonline 2009; 3: 815-821.

50. IlangoK,Chitra V: Cicatrização de Feridas e Actividades Anti-oxidantes da Polpa do Fruto de LimoniaAcidissima Linn (Rutaceae) em Ratos. Trop J Pharm Res 2010; 9: 223-230.

51. Dhanamani M, Lakshmi Devi S, Kannan S: Plantas etnomedicinais para a terapia do cancro - uma revisão. Hygeia j drugs med 2011; 3: 1-10.

52. Ponnuraj S., Jaganathan D., Kanajarajan M., Priya T: análise espectroscópica e eficácia antibacteriana de compostos bioativos de Limoniaacidissimal. extrato de frutas contra patógenos clínicos. Int J of pharm pharmSci 2015; 7(3):383-389.

53. Syakri S, Syahrana NA, Ismail A, Tahir KA, Masri AA. Revisão: Testando a atividade antioxidante em plantas Kawista (Limonia acidissima L.) na Indonésia. Acesso aberto Maced J Med Sci. 2021 13 de agosto; 9 (F): 281-287.

54. Jain M, Kapadia R, Albert S, Mishra S: Padronização de folhas de FeroniaLimonia por HPLC, HPTLC, parâmetros físico-químicos e histológicos.

BoletinLatinoamericano y del Caribe de PlantasMedicinales y Aromáticas 2011; 10(6): 525-535.

55. Londankar R., Hanchinalmath J: Isolamento e identificação de flavonas da polpa do fruto de FeroniaLimonia. Int J Curr Pharm Res, 2014; 6(4): 28-31.

56. Ulagi R., Mohan P. S., Gengan R. M.: Analysis of Precipitates from Acetone Extracts of Feronia Limonia. Revista asiática de química, 2011; 23(10): 4314-4316

57. Nachimuthu S, Kumaravel V, Sadhasivam S, Santhosharajan N, Peraman M, Ponnusamy R. Phytochemical screening and evaluation of antioxidant potential of Feronia limonia leaves and fruit extracts. Jornal de Ciências Químicas e Farmacêuticas ISSN. 2014;974:2115.

58. Nattudurai G, Balachandran C, Paulraj MG, Duraipandiyan V, Ignacimuthu S, Al Dhabi NA. Cytotoxic and antioxidant properties of fractions isolated from Feronia elephantum. Revista Internacional de Farmácia e Ciências Farmacêuticas. 2014;6(7):210-4.

59. Parvez G, Sarker RK. Potencial farmacológico da maçã de madeira (Limonia acidissima): A Review. IJMFM e AP. 2021;7(2):40-7.

60. Ashokkumar R, Ramaswamy M. Phytochemical screening by FTIR spectroscopic analysis of leaf extracts of selected Indian Medicinal plants. Revista internacional de microbiologia atual e ciências aplicadas. 2014;3(1):395-406.

61. Pandey S, Satpathy G, Gupta RK. Avaliação da atividade nutricional, fitoquímica, antioxidante e antibacteriana do fruto exótico Limonia acidissima Journal of Pharmacognosy and Phytochemistry. 2014;3(2):81-8.

62. Sabarad SR, Manu Kumar HR, Sabarad AI, Chandan K. Influence of seed priming on germination and seedling growth of wood apple (Limonia acidissima L.).

63. Pandavadra M, Chanda S. Development of quality control parameters for the standardization of Limonia acidissima L. leaf and stem. Revista de medicina tropical da Ásia-Pacífico. 2014 Sep 1;7:S244-8.

64. Hulimani S, Ripnar CK. Development and Standardization of Wood Apple (Limonia acidissima Linn) Sauce. International Journal of Plant & Soil Science. 2023 Nov 6;35(21):929-36.

65. Afifah DN, Ayustaningwarno F, Rahmawati A, Cantikatmaka DN, Wigati N, Noer ER, Widyastuti N, Wijayanti HS, Sugianto DN, Ningrum YP, Hastuti VN. Caraterísticas da maçã de madeira (Limonia acidissima L.) e da geleia de soja em pó para alternativas alimentares de emergência. Relatórios Científicos. 2023 Sep 13;13(1):15161.

66. Mani A, Mitra S. Nutritional and medicinal properties of wood apple. Agricultura e Alimentação: boletim informativo eletrónico. 2020;2(5):71-2.

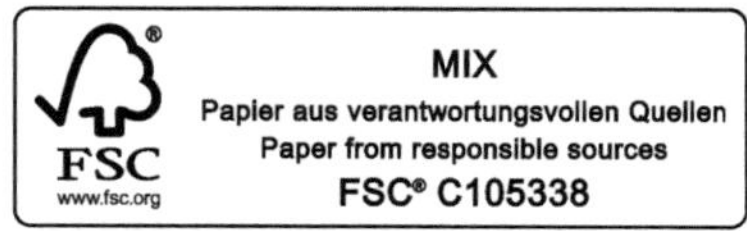

Printed by Books on Demand GmbH, Norderstedt / Germany